PHILOSOPHIE MÉDICALE

ESPRIT

DU

VITALISME ET DE L'ORGANICISME

T 19
I 169.

Librairie médicale de Germer Baillière.

OUVRAGES DU MÊME AUTEUR :

Généralités sur l'état morbide. Paris, 1834.   1 fr. 50 c.

Coup d'œil sur la médecine philosophique, 1835.   3 fr. 50 c.

Traité de philosophie médicale. Paris, 1839. Un fort volume de 550 pages ; ouvrage autorisé par le ministre de la guerre pour les hôpitaux militaires.   6 fr.

Mémoires sur la fièvre typhoïde, sur l'homœopathie, sur l'action médicatrice de la musique.   2 fr.

Hygiène des femmes nerveuses, ou Conseils aux femmes pour les époques critiques de leur vie. 1 vol. grand in-18 de 540 pages, 2ᵉ édition, 1844.   3 fr. 50 c.

Le même, traduction allemande par le docteur Weyland. Weimar, 1844.   5 fr.

Notice historique sur Trouville-les-Bains.   1 fr. 50 c.

Guide médical du baigneur à la mer.   3 fr. 50 c.

Traité de la science médicale (histoire et dogmes), comprenant un précis de méthodologie ou de médecine préparatoire ; un résumé de l'histoire de la médecine, suivi de notices historiques et critiques sur les écoles de Cos, d'Alexandrie, de Salerne, de Paris, de Montpellier et de Strasbourg ; un exposé des principes généraux de la science médicale, renfermant les *éléments de la pathologie générale*. Ouvrage autorisé par LL. EE. les ministres de la guerre et de la marine. Un fort volume de 644 pages.   8 fr.

Paris. — Imprimerie de L. MARTINET, rue Mignon, 2.

PHILOSOPHIE MÉDICALE

ESPRIT
DU VITALISME ET DE L'ORGANICISME

OU

EXAMEN CRITIQUE DES DOCTRINES MÉDICALES

DES ÉCOLES DE PARIS ET DE MONTPELLIER

PAR LE DOCTEUR

T.-C.-E. ÉDOUARD AUBER

CHEVALIER DE LA LÉGION D'HONNEUR

BIBLIOTHÈQUE IMPÉRIALE

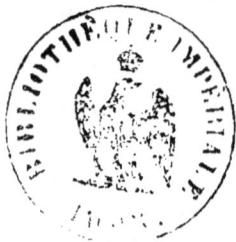

Mihi Galba, Otho, Vitellius, nec beneficio, nec injuria cogniti.
(TACITE.)

PARIS

GERMER BAILLIÈRE, LIBRAIRE-ÉDITEUR

RUE DE L'ÉCOLE-DE-MÉDECINE, 17

1855

A

M. DE LAROCHEFOUCAULT

DUC DE DOUDEAUVILLE

ANCIEN AIDE DE CAMP DU ROI CHARLES X,
EX-DIRECTEUR GÉNÉRAL DES BEAUX-ARTS, GRAND D'ESPAGNE DE PREMIÈRE CLASSE,
COMMANDEUR DE LA LÉGION D'HONNEUR, CHEVALIER DE PLUSIEURS ORDRES,
ETC., ETC.

MONSIEUR LE DUC,

En daignant m'autoriser à publier ce modeste travail sous les auspices de votre nom, vous élevez la science et vous m'honorez. Permettez-moi, Monsieur le duc, de vous offrir, à ce double titre, l'expression de ma vive reconnaissance.

Je suis, avec le plus profond respect,

Monsieur le duc,

Votre très humble et dévoué serviteur.

Dr Ed. AUBER.

AVANT-PROPOS.

Ce mémoire résume les principaux éléments d'un rapport sur l'état scientifique de la médecine en France.

En le composant, nous avons désiré nous mêler un peu au mouvement philosophique qui s'opère de toutes parts et à l'action duquel nous ne sommes peut-être pas absolument étranger, eu égard aux publications de notre *Traité de philosophie médicale* en 1839, et de notre *Traité de la science médicale* en 1853...? Ce qu'il y a de certain, c'est que le grand nombre d'articles bibliographiques importants auxquels ces deux ouvrages ont donné lieu, ont véritablement ranimé la critique hippocratique complétement ensevelie, à cette première époque surtout, dans un déplorable état léthargique !

Nous avons voulu ensuite exposer, dans quelques pages faciles, les points litigieux du débat engagé et non encore résolu à l'Académie impériale de médecine, au sujet des doctrines médicales, espérant épargner ainsi des recherches absorbantes et mettre chacun à même de se prononcer avec connaissance de cause sur des questions qu'on aborde ordinairement par émotion, et qu'on résout trop souvent de même, au préjudice de sa propre réputation ! .

Enfin, nous avons cherché à faire entrevoir, dans la série

des événements scientifiques qui s'accomplissent, l'évolution toujours imposante d'une grande époque philosophique
qui commence.

Quel que soit le jugement que l'on prononce sur l'ensemble
de ce travail, on reconnaîtra du moins que nous nous
sommes particulièrement attaché à rester toujours l'interprète exact et impartial de l'histoire et de la vérité.

ESPRIT

DU

VITALISME ET DE L'ORGANICISME

Considérations générales.

Puisque les temps de la philosophie médicale sont revenus, puisque l'opinion naguère si distraite semble prêter enfin une oreille attentive à des principes plus ou moins oubliés à Paris depuis un demi-siècle, émettons quelques vérités, qui eussent encore paru intempestives il y a deux mois, et qui seront peut-être accueillies aujourd'hui, grâce à la réaction philosophique qui se consomme en ce moment.

Mais, avant tout, respectons les hommes, respectons les croyances, respectons même les dissidences les plus complètes, et que ce travail, improvisé et livré à la hâte, ne soit dans l'estime de tous, tant par le fond que par la forme, qu'un exposé de principes, exposé fidèle et calme, pouvant servir à chacun à condenser son jugement et à se prononcer définitivement sur la valeur et la portée de deux doctrines qui se combattent et s'excluent depuis les premiers âges de la science.

Bichat s'écriait déjà : « On dit que la pratique de la médecine est rebutante ; je dis plus, elle n'est pas, sous certains rapports, celle d'un homme raisonnable, quand on en puise les principes dans la plupart des matières médicales ! » Nous ajouterons aujourd'hui, avec non moins de vérité et de regret, que l'état scientifique de la médecine n'est plus en rapport ni avec la grandeur de ses principes, ni avec l'austé-

rité de ses devoirs, ni avec la logique et la lumière des temps.
Nous dirons même avec douleur que, de chute en chute et
de pas incertains en pas rétrogrades, on est arrivé à un tel
degré de défaillance et d'ignorance, qu'il n'y a peut-être
pas quatre professeurs par école organicienne, et vingt élèves
dans toutes les écoles, qui soient en mesure de donner une
définition intelligible, acceptable et scientifique de ces quatre
analectes : la *médecine*, la *maladie*, la *fièvre*, et la *thérapeutique*, qui, cependant, embrassent et dominent la science
et l'art dans leur plus haute expression didactique et dans
leur plus vaste généralisation dogmatique. Ainsi, demandez
indistinctement à un maître ou à un élève de la dernière
heure ce que c'est que la médecine, ce que c'est qu'une
maladie, ce que c'est que la fièvre, ce que c'est que la thérapeutique, et vous serez stupéfié et abasourdi du nihilisme
creux et hyperbolique de leur réponse sans aucune signi-
fication.

Et qu'on ne suppose pas que nous faisons ici de la calomnie
ou de l'ironie, car on se tromperait singulièrement; nous
racontons au contraire, tristement et bien tristement, une
vérité commune. Nous en attestons à la fois, et la plupart des
livres qui ont paru depuis un quart de siècle, et l'écho de
l'enseignement magistral, et la tourmente anxieuse des
examens, et les lamentations de la presse, et les aspirations
incessantes des élèves, et chacun, et tout le monde, et le cri
générale de l'opinion contristée.

Et malheureusement, il résulte de là que personne ne
croit plus à la médecine : ni les familles, ni les malades, ni
les médecins ; et alors, dans cette déroute de la foi, chacun
se fait un système à soi, une croyance à soi, une expérience
à soi!... Fatales et déplorables expériences d'un homme et
d'un jour, qui, en se traduisant incessamment dans les écoles
et dans le monde par des mécomptes amers et des déceptions
cruelles, ouvrent aux médecins les chemins vicinaux du

scepticisme, et aux malades les voies toujours encombrées du charlatanisme !

Nous pourrions citer, à l'appui de ces plaintes, les pages de bien des critiques ; nous nous contenterons de reproduire les termes d'un homme très savant, du docteur Jules Guyot, dont le nom rappelle le beau travail sur la vie universelle, et plusieurs travaux importants de philosophie médicale. « Est-il permis, dit-il, de voir des hommes éminents par le cœur et par l'esprit, ayant accumulé tout ce que les sciences médicales renferment de positif et de progressif après des années passées dans l'étude et dans la pratique, *primés* dans la thérapeutique (cette *ultima ratio medicinæ*) par des charlatans, des pseudo-guérisseurs sans instruction et sans garantie morale ! Est-il possible de voir les malades ou leur famille hésiter dans leur choix, ou abandonner la médecine officielle pour implorer de n'importe qui, du premier venu, la santé que l'art et la science sont réputés impuissants à leur donner !

» Pour moi, je l'avoue, cette existence déprimée et dépréciée du médecin dans la société est, depuis longtemps, un sujet de tristesse et d'indignation à la fois ; aussi ai-je longtemps médité sur cette situation pour en découvrir les causes.

» Elles ne résident pas entièrement dans l'injustice, la jalousie et la superstition des masses. Croyez-le bien, ce n'est point de la société que nous avons le plus à nous plaindre, c'est de nous-mêmes, j'en suis profondément convaincu. Ayons le courage de nous faire cet aveu, de constater cette vérité, et, par cela seul, nous entrerons dans une ère nouvelle où la médecine reprendra rapidement la haute et noble influence qui lui appartient en fait et en droit. »

Plus loin, le même auteur ajoute : « La philosophie médicale, la seule qui puisse donner à la pratique toute sa puissance d'action et laisser à la théorie toutes ses chances de

progrès, a-t-elle été appliquée à l'enseignement depuis qua-
rante à cinquante ans, c'est-à-dire depuis l'époque où la
portion la plus nombreuse et la plus active des médecins
actuels a pris ses degrés? Oui, pour la chirurgie, qui n'a pas
dévié un seul instant de l'ordre des faits, qui a religieuse-
ment profité de la tradition en joignant tout ce que les
progrès admirables de l'anatomie, de la physiologie et de
la mécanique ont pu lui fournir de ressources et d'idées
ingénieuses. Aussi s'est-elle élevée et maintenue à une grande
hauteur, au point même de dépasser, en importance et en
considération, la médecine, dont elle n'est en réalité que la
branche la moins haute dans la région supérieure et pratique. Non, pour la médecine proprement dite, qui, sous
l'influence de quelques hardis novateurs, a rompu brusquement avec la tradition, et s'est précipitée hors de la voie des
faits pour entrer dans celle d'un rationalisme sans fonde-
ment sérieux, mais d'autant plus acceptable, d'autant mieux
accepté par les étudiants, qu'il rendait l'étude de la médecine plus simple et plus commode.

» Depuis quelques années, heureusement, la défaillance
de pareils systèmes s'est manifestée trop clairement en présence des faits pour ne pas amener une réaction salutaire,
et c'est à ce moment de réaction que se posa tout naturellement la question de philosophie médicale. »

Ajoutons à cette critique accablante de notre éloquent
confrère que l'état déplorable de la médecine contemporaine
a sa source principale dans l'anarchie des doctrines, et que
ce qui caractérise notre époque de décadence médicale,
c'est l'oubli des principes et le mépris de la tradition. Voyez
vous-même, on ne croit plus généralement qu'au fait naissant, et l'école d'hier est déjà l'école d'autrefois!... La géné-
ration actuelle va si vite et elle est si capable!... On pourrait dire peut-être qu'elle n'a plus ni yeux, ni sens; mais
qu'importe? ne lui reste-t-il pas la science infuse et l'outre-

cuidance, son nom privé, ses espérances et ses destinées?...
Mais arrêtons-nous, car, nous le répétons, nous n'entendons
faire ici le procès à personne.

En témoignage de ce que nous avançons, prenons pour
type d'examen la Faculté de Paris, si savante d'ailleurs, et
justement célèbre par la prodigieuse érudition de ses professeurs, par l'activité scientifique de ses agrégés, par l'autorité européenne de tous ces maîtres réunis, et nous recon-
naîtrons qu'en dépit de tant d'éléments de prospérité et d'il-
lustration, la Faculté, exclusivement envisagée comme école
enseignante, est essentiellement végétante, discordante, et,
par conséquent, impuissante, par le vide et le vague de ses
doctrines, par l'absence des principes qu'elle devrait ré-
pandre, par le dénombrement incohérent des règles pratiques qu'elle recommande. Et tout cela parce qu'on ne
s'entend point, parce qu'il n'y a pas communauté de vues,
et par conséquent pas d'harmonie de pensée et d'action,
c'est-à-dire point d'école dans l'acception véritable du mot.

Du reste, une expérience prochaine, déjà dressée sur la
médecine dogmatique comme une épée de Damoclès, prou-
vera bientôt la vérité de nos paroles. En effet, dans sa solli-
citude active pour la fertilité et l'éclat du haut enseignement,
S. E. le Ministre de l'instruction publique a institué, dans
les Facultés de droit, des conférences applicables plus
tard aux Facultés de médecine, conférences appelées, selon
nous, à infuser une vie nouvelle dans ces existences qui
languissent et qui dépérissent. Ces conférences devront
porter sur le développement et l'application des principes
exposés dans les leçons orales, et donneront lieu à des inter-
rogatoires sur des sujets indiqués d'avance par les professeurs; elles auront pour but de féconder les leçons et d'ha-
bituer les élèves à tirer des conséquences logiques des
principes qui font l'objet de l'enseignement, afin de saisir les
diverses applications de ces principes.

Eh bien! nous le disons en toute humilité : On pourra, à la rigueur, faire des conférences sur les leçons professées à la Faculté, mais nous craignons que les professeurs de conférences ne soient gravement embarrassés à l'endroit du dogme et des principes à élucider, par cette raison qui dispense de toutes les autres, que la Faculté ne consacre pas de doctrine générale. Bien plus, sa philosophie est de n'en pas avoir, et l'on s'en vante. C'est ainsi qu'un professeur de clinique disait dernièrement à ses élèves : « Messieurs, je ne suis pas l'homme des grandes généralités, des abstractions, j'ai instinctivement une répulsion pour la philosophie médicale, peut-être, probablement même, parce que je ne la comprends pas assez pour y voir clair ; mais je préfère de beaucoup observer les faits, leurs détails, les rassembler, les grouper et en déduire quelque théorie simple et pratique. »

A coup sûr, il doit y avoir un peu de modestie dans cette déclaration de principes d'un professeur très considérable d'ailleurs, mais toujours est-il qu'il se targue majestueusement de comprendre fort peu de chose à la philosophie médicale ; et c'est là, il faut bien le dire, un aveu *très grave*, car il résulte de ce fait, si simple en apparence, que les élèves sont en quelque sorte autorisés à regarder la philosophie médicale comme inutile et stérile, puisqu'on peut occuper avec éclat une des magistratures de l'enseignement, sans se donner la peine de faire connaissance avec cette orgueilleuse du logis ! Il est presque inutile d'ajouter que nous protestons de toutes nos forces contre ce scepticisme hautain de notre spirituel professeur.

Faisons connaître maintenant les principes des écoles vitalistes et organiciennes ; comparons leurs dogmes et leurs règles pratiques ; montrons où l'on pourrait trouver les conditions de la conciliation scientifique si désirée, et réduisons enfin à quelques conclusions générales l'éco-

nomie philosophique et toute la logique de la question
régnante.

Des écoles en général.

Dans l'ordre entier des connaissances humaines soumises
à la discussion philosophique (*disputationibus eorum*), l'esprit investigateur finit toujours par se résoudre et se diviser
en deux grandes opinions distinctes, en raison de cette
inexorable dualité de causes, d'effets et de propositions
contraires qui s'en prend à notre faiblesse et qu'on retrouve
toujours comme un gouffre au fond de toutes les questions !
Chacune de ces opinions de l'esprit public se fortifie ensuite par les oppositions et les résistances, et elle constitue,
en se coordonnant didactiquement, ce qu'on appelle une
école, c'est-à-dire une secte spéciale ayant ses principes à
part, ses moyens et ses manières. C'est ainsi du moins que
se sont établies, et les écoles des premiers temps, et toutes
celles qui leur ont succédé soit en philosophie, soit dans les
sciences, soit dans les lettres ou dans les arts.

La médecine a dû subir le sort commun ; et, depuis son
origine jusqu'à nos jours, elle a perpétuellement tourné
sur un axe dont les deux pôles s'appellent le *vitalisme* et
l'*organicisme*.

En effet, il n'y a réellement que deux écoles médicales
fondamentales : l'école vitaliste, dont la Faculté de Montpellier est la splendide expression, et l'école organicienne,
dont la Faculté de Paris est la manifestation la plus considérable. En dehors de ces deux écoles rivales, nous le répétons, il n'y a point de souche véritable, mais seulement
des satellites, des appendices, des succursales, ou de petites
communions qui, sous des noms ambitieux, ampoulés ou
déguisés, vivent au jour le jour de leurs fantaisies, et font
maigre chère de leurs oraisons et de leur doctrine pareil-
lement !

Constatons aussi un fait historique important; c'est que depuis l'époque de leur fondation, en 1220 pour la Faculté de Montpellier, et en 1270 pour la Faculté de Paris, ces deux écoles, qui se composaient alors de l'universalité des docteurs appelés à tour de rôle à professer, à prendre part aux actes publics et aux examens des élèves; ces deux écoles, disons-nous, ont toujours magistralement admis et professé la seule et même doctrine jusqu'au temps de la révolution philosophique opérée par Descartes.

Dans l'une comme dans l'autre, on étudiait, on enseignait et l'on pratiquait la doctrine hippocratique, qui était lue aux élèves par des professeurs qu'on appelait *lecteurs successifs*, et dont les fonctions consistaient à transmettre la science dogmatique et traditionnelle.

Ce ne fut donc, notons-le bien, qu'après le triomphe du cartésianisme que les écoles de Paris et de Montpellier se séparèrent d'intention, de vues et de doctrines. L'école de Paris accepta la réforme dans laquelle se précipitèrent ensuite, à des degrés plus ou moins avancés, Bellini, Boerhaave, Hoffmann, Stahl lui-même; et l'école de Montpellier, plus courageuse et plus docile à la raison, resta fidèle à l'hippocratisme, qui trouva toujours chez elle un sanctuaire et un noble refuge.

Remercions-la de nous avoir conservé intact ce dépôt sacré, aujourd'hui qu'un orateur a pu se faire universellement applaudir en pleine Académie de médecine, en proclamant que le vitalisme est et sera toujours, pour l'honneur de la science et pour le salut des malades, la doctrine dominante, malgré les dissentiments qui se partagent et se partageront encore le domaine de la science et de l'art. Reconnaissons surtout que nous lui devons notre meilleure instruction; instruction qui n'a jamais fait défaut à ceux qui ont voulu la chercher et la puiser dans ses livres, dans ses cours, dans ses journaux et dans sa pratique, dont les heureux résultats ont constitué pendant longtemps la gloire même de la médecine en Europe.

Esprit du vitalisme et de l'organicisme.

Deux grandes doctrines anciennes comme le monde se disputent encore aujourd'hui l'empire absolu de la médecine : ce sont le vitalisme et l'organicisme, dont les principes résument l'histoire de la nature vivante.

Ces deux doctrines remontent à l'origine même des deux premières écoles philosophiques qui, sous le nom de *spiritualisme* et de *matérialisme*, n'ont pas cessé de remplir le monde de leurs controverses, sans être jamais parvenues, l'une ou l'autre, à le conquérir souverainement !...

Nous allons essayer de faire ressortir l'esprit, sinon la lettre de ces deux doctrines, et peut-être alors, du choc des opinions qui vont se rencontrer sur le terrain médical, il jaillira peut-être quelque lumière profitable à la philosophie transcendante, qui, depuis Hippocrate jusqu'à nos jours, a plus d'une fois trouvé de grands enseignements dans les contrées fertiles de la médecine.

Toutefois, avant d'entrer en matière et afin de mieux faire apprécier ces deux doctrines comme types de haute expression scientifique et de dernière généralisation, nous allons préalablement formuler quelques principes applicables à l'institution et à la vérification de toutes les sciences sans exception, et nous aurons ainsi, pour nos propres doutes, un critérium absolu toujours utile à consulter dans les questions litigieuses.

Toute science véritable découle naturellement et immédiatement du fait-principe qui, dans l'espèce qui la caractérise, conduit, règle et embrasse tous les autres faits. Elle en dépend comme tout système acceptable dépend lui-même

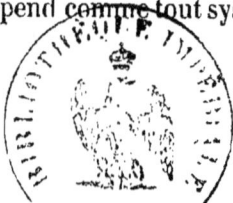

du fait initial qui le domine et dont il est l'expression-prin-
cipe généralisée.

Par cette raison, il n'y a point de science légitime là où
il n'y a pas un fait primordial à la tête de toutes les propositions, attendu que toute science doit être contenue dans
son principe comme tout effet dans sa cause. C'est au titre
de cette condition absolue que les sciences physiques sont
basées sur le fait de l'attraction et de l'affinité, comme les
sciences morales le sont elles-mêmes sur le fait de la charité
et sur l'amour du prochain, cette autre attraction, cette
attraction du cœur de source si pure et presque divine!

Quant au fait-principe, pour être reconnu vrai et efficace,
il faut qu'en toute science il soit expérimental et rationnel,
c'est-à-dire qu'il soit le résultat de l'expérience et le produit
rigoureux de l'analyse et de la synthèse; il faut surtout
qu'il embrasse tous les faits de l'ordre qu'il généralise;
qu'il explique tous ces faits, et que l'on puisse à sa faveur,
comme avec l'X algébrique en mathématiques, dégager les
inconnues et formuler les lois de la science toujours sur le
métier en vue du perfectionnement et du progrès.

Nous pouvons maintenant, à l'aide de ces généralités, et
sans d'autres secours que ceux de notre propre raison,
apprécier nous-mêmes les prétentions et les données du
vitalisme et de l'organicisme, et par conséquent accorder à
l'un ou à l'autre la prééminence et la suprématie qui leur
appartiennent.

Du vitalisme.

Dans l'acception la plus générale, les mots *naturisme*,
hippocratisme et *vitalisme* sont strictement synonymes; ils
désignent la doctrine fondée par Hippocrate, et qui repose
sur le grand fait de la vie ou de la force vitale, c'est-à-dire
de la nature formatrice, conservatrice et médicatrice reconnue par l'antiquité savante.

Le vitalisme remonte au spiritualisme de Pythagore et de Zénon ; il a donné naissance au pneumatisme d'Athénée, à l'archéisme de Van Helmont, à l'animisme de Stahl et à l'école moderne de Montpellier, instituée par Barthez et perfectionnée par le professeur Lordat.

Le vitalisme hippocratique est la doctrine médicale qui a pour point de départ, pour appui et pour lien de ses principes et de ses règles, le grand phénomène de la vie dominant toutes les propriétés générales de l'organisme, c'est-à-dire le fait primordial de la force vitale enchaînant comme une loi tous les états et tous les actes de l'organisme ainsi que les mouvements variés qui dépendent de ces actes ; c'est la philosophie des causes finales appliquée à la médecine et s'appuyant sur ses bases naturelles ; c'est la haute raison de l'esprit humain formulant les lois de la science de l'homme, dont le mot d'ordre est nature ; enfin, c'est l'œuvre de l'observation et du temps fondée sur la connaissance des choses médicales et de leurs rapports ; c'est la science des anciens siècles fécondée par le nôtre.

Le vitalisme est à la fois un véritable système et un système vrai. C'est un véritable système, car il repose sur un fait initial qui domine tous les détails ; c'est un système vrai, car il explique avec clarté et simplicité tous les phénomènes physiologiques et pathologiques ; et la vérité systématique en tout genre n'est jamais que l'unité embrassant l'universalité.

Le vitalisme a pris naissance le jour où l'on a constaté au sein de notre organisme vivant, au dedans de nous, une force qui, si elle n'est la vie elle-même, en maintient du moins et en répare les principes, une force qui se soulève contre tout ce qui trouble les fonctions de l'économie animale, et ne cesse son ouvrage de médication qu'autant que tout est rentré dans l'ordre. On a donné à cette force le nom de *nature*, et le dogme fondamental de la médecine a été

formulé quand le génie d'Hippocrate a établi pour la leçon
de tous les siècles, que tout dans la science de l'homme,
comme dans la pratique de la médecine, consiste à observer
les mouvements de la nature providentielle, à calculer ses
forces, à prévoir ses efforts et la puissance de son activité,
à savoir enfin qu'il y a au sein de l'organisme une force
qui, simplement conservatrice tant qu'elle ne préside qu'à
l'harmonie et à l'entretien des corps qu'elle-même a formés,
devient médicatrice aussitôt qu'une cause offensive vient à
troubler soit l'état des solides ou des liquides, soit l'équi-
libre des fonctions; le Créateur ayant voulu, en formant
l'homme, lui assurer la faculté de résister, dans certaines
limites, à tout ce qui peut porter atteinte à sa conservation
et à son existence. Or cette nature est si puissante, que les
médecins attentifs et patients trouvent tous les jours dans
l'activité de ses efforts des ressources qu'ils ne sauraient ni
prévoir ni procurer, ce qui explique jusqu'à un certain
point comment Stahl et ses sectateurs ont été entraînés à la
considérer comme une faculté de notre âme toujours en
exercice pour la conservation de la santé et la guérison des
maladies.

Ainsi donc le vitalisme est cette doctrine de la nature,
simple comme elle; modeste, graduelle et lumineuse comme
elle; qui, créée par Hippocrate et fécondée par le génie de
la Grèce savante et des plus célèbres médecins de tous les
temps, présente, à qui sait l'interroger patiemment, l'accord
admirable des principes et de leurs conséquences, de l'observation et de l'expérience, de la théorie et de la pratique.

Pour bien comprendre le vitalisme, il faut se reporter à
l'idée même qu'Hippocrate se faisait de la nature en général,
et de la nature de l'homme en particulier. Hippocrate don-
nait le nom de *nature* à la force qui pénètre l'organisme et
qui préside à tous les phénomènes de la santé et de la maladie. « La nature de l'homme, dit-il, c'est l'homme lui-

même sentant, agissant et réagissant ; c'est l'ensemble des forces qui régissent les êtres par des lois immuables ; c'est la puissance constamment active qui dirige toutes les fonctions physiologiques et pathologiques. » Or, quand on a bien saisi le sens de cette définition, on est par le fait dans le sentier de la lumière et de la vérité, et tous les détails du système hippocratique se rangent et se coordonnent d'eux-mêmes dans l'esprit.

En résumé, la vraie médecine a été fondée le jour où Hippocrate a découvert le fait fondamental de la nature formatrice, conservatrice et médicatrice, et il a fallu tout le génie du divin vieillard pour distinguer l'action de cette puissance au milieu de la multiplicité des phénomènes vitaux qui dénotent et caractérisent un état morbide.

Voici quelques citations qui donneront une idée exacte de la doctrine d'Hippocrate.

« Il y a un principe simple dans sa nature et multiple dans ses effets, qui préside à l'économie des êtres vivants ; ce principe, c'est la nature. Elle fait la vie du tout et la vie des parties ; elle suffit seule aux animaux pour toute chose, et elle sait d'elle-même tout ce qui leur est nécessaire ou superflu. La nature est en réalité une faculté première ou principale ; mais il en est bien d'autres qui en dépendent, et ce sont ces dernières qui gouvernent le corps ; c'est par elles que la nature attire ce qui est convenable à chaque espèce, qu'elle retient et prépare ce qu'elle a attiré ; c'est par elles qu'elle sépare ou qu'elle rejette ce qui est inutile ou nuisible, car cette nature est essentiellement providentielle. »

« La nature s'exprime par des instincts, par des cris ou des symptômes qui forment son langage. Ces symptômes nous indiquent, tantôt qu'elle est suffisante et qu'elle triomphera de la cause morbifique ; tantôt, au contraire, qu'elle est trop faible et qu'elle a besoin d'être secourue ; tantôt, enfin, que ses irrégularités ou ses mouvements désordonnés vont rendre ses efforts pernicieux, et qu'il faut la régler et la diriger. »

« On ne saurait établir de règles absolues en thérapeutique; car la nature diffère de la nature comme l'âge de l'âge, et ce qui se fait un jour avec avantage est souvent nuisible le lendemain. »

« Le médecin ne doit jamais être que l'interprète et le ministre de la nature; son art doit toujours avoir pour objet d'imiter les procédés curatifs de la nature. »

Ajoutons que le vitalisme a toujours fait appel aux autres sciences et qu'il a profité de leurs découvertes; d'où il résulte qu'un médecin vitaliste doit rigoureusement savoir tout ce que les anciens et les modernes ont écrit de certain sur toutes les parties des connaissances humaines, et savoir ajouter encore ses propres réflexions à toutes ces découvertes.

En résumé, du moment que le vitalisme a été créé, la médecine n'a plus été la servante de la philosophie; elle a cessé de faire partie des dépendances de cette fière souveraine, et elle s'est posée avec raison comme une science autocrate.

Jusque-là les tourmentes de l'économie avaient été regardées, même par les médecins, comme des accidents fatalement dangereux! Le vitalisme démontra que ces phénomènes, en apparence si effrayants, étaient, en définitive, de deux espèces, et qu'il y avait deux parts importantes à établir pour tous ces symptômes qui se poursuivent, qui s'enchaînent, et dont l'action, bien différente, a un but bien différent aussi.

On prit ses enseignements en considération; on fit, au lit du malade, une part pour l'affection morbide et une autre part pour l'action médicatrice de la nature, et, à dater de cette séparation légitime, si précieuse et malheureusement si oubliée et si dédaignée aujourd'hui, la thérapeutique fut établie sur ses bases véritables.

Pour nous, restons fidèle aux principes, et, avant d'agir, mesurons avec attention, d'abord, la puissance de la cause morbifique et de son action; puis, la puissance de la nature médicatrice soutenue et dirigée par l'art, et nous parviendrons à faire de la vraie et salutaire médecine.

Maintenant, et pour résumer les principes de cette doctrine, à peine reconnaissable dans les meilleurs essais de pathologie générale, suivons le précepte d'un prince de la pensée ; élevons les propositions pour les simplifier, et simplifions-les pour les résoudre, nous arriverons ainsi aux conclusions suivantes, qui ont pour nous le caractère d'une solution philosophique, et que nous soumettons, en dernier ressort, au jugement des hommes éclairés (1).

La médecine est à la fois une science et un art: c'est la science des faits physiologiques et pathologiques, et de leurs rapports ; c'est l'art de traiter les maladies d'après les procédés indiqués par la nature.

En vertu de cette double qualité de science et d'art qui appartient à la médecine, ses préceptes doivent être divisés en préceptes de la science ou principes de l'art, et en règles de l'art ou principes de la science appliquée ; de là surgissent naturellement deux grandes sections principales que nous allons examiner successivement.

Iʳᵉ SECTION.

Préceptes de la science ou principes de l'art.

La médecine, selon Hippocrate, est basée sur ce dogme fondamental, qu'il y a au sein de tout être vivant une force

(1) Les essais de pathologie générale ont été les premières ébauches de la science médicale qu'on cherchait avec raison à constituer, mais ces œuvres de transition ont fait leur temps, et l'on doit les remplacer

vive, une puissance, une nature qui est formatrice, conservatrice et médicatrice.

Aux termes de ce principe, la nature suffit à tout; elle préside à la formation des organes et dirige les fonctions; elle reçoit l'impression des agents modificateurs et elle réagit contre eux; enfin, elle détermine la marche, le développement et la solution des maladies par des lois préétablies qui lui sont propres.

Puis, de ce principe dérivent certaines conséquences logiques qui ont force de dogme, et que l'on peut considérer comme les articles mêmes de la constitution de la science médicale, tels que nous avons pu les extraire des livres hippocratiques ou les composer sur leur modèle et d'après leur esprit. Voici ces dogmes :

1° La science médicale est la science des lois vitales.

2° Il y a dans tout état morbide quatre objets principaux à considérer : 1° la cause morbifique ou le principe du mal; 2° l'effet produit par la cause morbifique ou l'affection proprement dite; 3° la nature médicatrice ou le principe du bien; 4° l'action médicatrice ou le travail salutaire entrepris par la nature, c'est-à-dire la réaction.

3° Toute maladie est le résultat de la lutte qui s'établit entre une affection et une réaction, ou, pour mieux dire, c'est cette lutte elle-même dans toute sa manifestation phénoménale.

4° La nature d'une affection est dans la nature de la cause qui la produit; la nature d'une réaction est dans la nature du sujet qui réagit; enfin, la nature d'une maladie participe à la fois de ces deux éléments primitifs et constituants, c'est-à-dire de la nature de l'affection et de celle de la réaction.

par des traités *ex professo* sur la science médicale, car c'est à ce titre seulement que la médecine prendra le rang qui lui appartient dans la hiérarchie des sciences.

5° L'économie animale est sujette à des modifications et à des altérations organiques et dynamiques parfaitement compatibles avec la vie.

6° Il y a une grande différence entre une indisposition et une affection, une affection et une réaction, une réaction et une maladie.

7° La vie, dans son mouvement, décrit une parabole exactement semblable à celle d'un boulet lancé dans l'espace. Pendant le parcours des deux branches de cette parabole, l'homme éprouve dans sa santé des modifications et des changements qui se lient, les uns à son développement organique, les autres à sa chute; mais ces dérangements sont inévitables, et il faut, par conséquent, les supporter. Ils tiennent à l'exercice de la vie, à des états passagers, et à des mouvements fonctionnels de formation et de déformation dirigés par des lois qui nous suivent sur l'écliptique de la vie, et nous font parcourir les temps de l'enfance, de la jeunesse, de l'âge adulte et de la vieillesse, comme d'autres êtres de l'exubérante nature parcourent les phases accidentées des saisons. Ainsi donc, il faut nous résigner à subir les métamorphoses aiguës ou chroniques de la vie; à en supporter, en quelque sorte, toutes les hypothèques légales, et à vivre successivement à la manière d'un enfant, d'un adolescent, d'un adulte et d'un vieillard, sans trop nous préoccuper ou nous effrayer de ces conditions fugitives de l'existence.

8° La nature médicatrice agit de trois manières en présence des causes morbifiques; elle procède : 1° par expulsion de la cause morbifique; 2° par neutralisation ou destruction de cette cause; 3° par récorporation, c'est-à-dire par la réparation du mal occasionné par cette cause ou par un mauvais traitement. Ces trois modes d'action de la nature médicatrice forment trois lois pathologiques naturelles auxquelles on peut donner les noms de *lois d'expulsion*, *de neutralisation* et de *récorporation*.

9° Les lois vitales ne s'exercent que sous certaines réserves d'opportunité et de forces relatives, les unes aux conditions particulières dans lesquelles se trouvent les malades, les autres aux ressources vitales dont ils disposent. Or, après la science délicate de l'opportunité ou de l'occasion, l'art de bien diriger les forces du malade, de les soutenir, de les augmenter ou de les détruire, selon les indications culminantes, est, incontestablement, le plus difficile parmi tous ceux qui incombent au médecin. Il résulte de ce corollaire que l'hygiène et la science de l'alimentation et du régime fournissent à l'art les moyens les plus puissants de guérison.

II° SECTION.

Règles de l'art.

L'art médical est le produit de la science médicale appliquée, et le fait d'une conception générale associable à tous les cas identiques et lentement formée par l'observation, l'expérience et la pratique raisonnée.

L'art, dit Hippocrate, consiste à imiter les procédés curatifs; c'est, selon ses propres expressions, « *ars curandi qua via curat sua sponte natura;* » et la nature, considérée comme modèle de l'art, est « *principium eorum conatuum qui in sanitatis tutelam et ægritudinis medelam, renuenti etiam voluntati, in morbis et in pathematis instituuntur.* » Enfin, l'art est complété par trois termes : la maladie, le malade et le médecin; le médecin est l'interprète et le ministre de la nature, et le malade doit concourir, avec le médecin, à combattre le mal; le médecin ne doit jamais

agir que de concert avec la nature, car, lorsqu'elle est contraire, tout devient superflu.

Enfin, comme artiste et disciple de la nature, le médecin
doit s'efforcer de ramener la thérapeutique à la discipline de
trois lois pathologiques artificielles ou artistiques qui répondent fidèlement aux trois grandes lois médicatrices naturelles, et qui doivent prendre, comme elles, les noms de
lois d'expulsion, de neutralisation et de récorporation.

Les lois pathologiques artistiques emploient trois médications spéciales, savoir : les médications expulsive, neutrali-
sante et récorporante, auxquelles répondent trois ordres
d'agents médicamenteux : les évacuants, les spécifiques et
les altérants.

La médication altérante a pour objet de rendre autre
(*alter*), c'est-à-dire de modifier l'état de l'économie ; elle
emploie dans ce but trois médications spéciales : 1° la médication tempérante ou antiphlogistique, qui répond à l'état
de surexcitation de l'économie ; 2° la médication tonique,
qui répond à son état de sous-excitation ; 3° la médication
régulatrice, qui répond à l'état nerveux ou ataxique.

En résumé, la nature a mis en nous une infinité de ressources, et elle a constitué, pour la défense de la vie, une
médecine naturelle qui fait que chaque créature peut, dans
la majorité des cas, être guérie par elle-même.

Voilà les dogmes de la science et les préceptes de l'art, tels
que nous avons pu les dégager des livres hippocratiques et
les condenser dans une rigoureuse synthèse ; ils se rédui-
sent, il est vrai, à un petit nombre de principes et de règles,
mais les conséquences qu'ils renferment sont incalculables
pour qui sait les trouver, et il appartient aux maîtres de les
méditer, de les élucider, de les développer et de les faire
connaître à la jeunesse studieuse et au génie naissant.

Ces principes ont toujours servi de base à la théorie et à
la pratique des hommes considérables des temps anciens et

modernes ; mais, comme les meilleures choses, ils ont eu aussi leurs destinées, et on les a trop souvent oubliés par cette fatalité déjà indiquée par un auteur hippocratique, à savoir, que le nouveau, dont on ignore encore l'utilité, est loué plus que la méthode habituelle dont la bonté est déjà connue, et que les choses étranges sont plus approuvées que les choses évidentes de soi.

Néanmoins, jamais ces principes n'ont cessé de régner complétement, et ils ont toujours caractérisé l'esprit de l'université de médecine de Montpellier et de son école.

Ce qu'on doit entendre par ces mots : École de Paris, École de Montpellier.

Nous ferons observer ici, à titre d'explication indispensable, que nous n'employons pas les termes d'École de Paris et d'École de Montpellier, pour désigner exclusivement, comme on pourrait le croire, soit la Faculté de Paris, soit la Faculté de Montpellier, réduites chacune à ses professeurs et à ses agrégés, mais que nous appliquons ces expressions à l'esprit public médical diversement spécifié, et faisant école aux deux grands foyers d'éducation médicale (à Paris et à Montpellier), par l'accord scientifique de la majorité des médecins, docteurs, professeurs, agrégés, auteurs, journalistes, académiciens ou praticiens légalement institués dans les deux centres d'activité. Ainsi, nous le répétons, quand nous disons l'École de Paris, l'École de Montpellier, nous entendons simplement caractériser l'esprit public médical dominant soit à Paris, soit à Montpellier, rien de plus, rien de moins. Reprenons maintenant le cours de la question.

Chaque école, une fois établie, a naturellement cherché à progresser dans la voie du perfectionnement et des applications de sa propre doctrine. C'est ainsi que, depuis Barthez jusqu'au professeur Lordat, l'école de Montpellier, tout en suivant les progrès des sciences naturelles physiques et chimiques, s'est consciencieusement attachée à élucider et à perfectionner les propositions fondamentales du vitalisme hippocratique, qui consistent dans les dogmes de l'activité de la nature médicatrice, de la dualité du dynamisme humain et de l'unité vitale, etc. Tandis que l'école de Paris, conduite par Cabanis, s'est efforcée, de son côté, de fortifier ses propres doctrines de toute la valeur contrôlée des tributs apportés par le somptueux commerce des sciences accessoires.

Principes de l'école moderne de Montpellier.

Pour l'École actuelle de Montpellier, il y a dans l'homme un domaine et un propriétaire double : le domaine, c'est l'agrégat matériel, c'est l'organisation ; le propriétaire double, c'est la force vitale et l'âme pensante qui exécutent de concert le grand acte de la vie. Le premier acte de la force vitale est d'animer l'agrégat matériel ; son second soin est de se former des serviteurs fidèles, des organes, des instruments. Quand tout est disposé suivant l'ordre de la nature, l'âme entre en fonctions au sein du corps qu'elle anime, et l'homme est libre.

La dualité du dynamisme, reconnue par Hippocrate, Platon, Aristote, saint Paul, saint Augustin et l'école de Montpellier, est parfaitement démontrée par le professeur Lordat, et la doctrine de l'alliance des deux puissances de la vie devient, par son sublime enseignement, une source profonde de vérités précieuses.

La force vitale agit sans le savoir, et cependant elle va droit à un but déterminé, au but de sa nature ; elle surmonte l'obstacle, elle répare ses pertes, elle entretient et soutient la maison de l'esprit..... L'âme, au contraire, n'a dans la matière que des aptitudes, et elle ne parvient à savoir certaines choses que par l'étude, 'expérience et une

lente réflexion. La force vitale, où l'esprit de vie, s'épuise et
s'éteint avec les années ; la force intellectuelle, au contraire,
se perfectionne avec le temps, mais elle ne vieillit pas, elle
ne périt pas, elle disparaît, elle est immortelle.

En résumé, l'école de Montpellier est vitaliste, en ce sens
qu'elle part du fait de la vie pour l'institution et la pro-
mulgation de ses doctrines ; mais elle n'est point aussi ex-
clusive qu'on se plaît à le raconter en certain lieu, et la
preuve, c'est qu'elle enseigne à qui veut l'entendre que,
sous la discipline du fait, principe reconnu par Hippocrate,
et qui est à la fois la source de la science et de l'art, il y a
trois ordres de phénomènes à étudier en anthropologie,
savoir : les phénomènes physico-chimiques, les phénomènes
vitaux et les phénomènes psychiques.

Ainsi donc, l'école de Montpellier est encyclopédique, et
son but suprême est de coordonner toutes les connaissances
médicales dans une large synthèse, afin de les faire aboutir
à des applications pratiques au profit de l'art et de l'humanité.

De l'organicisme.

L'organicisme remonte aux doctrines philosophiques de
Thalès, de Leucippe, de Démocrite, d'Aristote, d'Épicure
et de Lucrèce.

De ce matérialisme philosophique sont sortis successivement le solidisme et l'humorisme : le solidisme, qui est
représenté sous des nuances différentes par l'atomisme
d'Asclépiade, le dichotomisme de Thémison, l'iatro-mathé-
maticisme de Borelli, le solidisme de Baglivi, et l'anato-
misme de Théophile Bonet ; l'humorisme, qui est représenté
par le galénisme et l'arabisme, par l'alchimisme de Rhazès,
d'Ali-Abbas et de Paracelse, et par la chimiatrie de Le Boé
Sylvius.

L'organicisme repose sur ce prétendu fait, que la vie est le résultat et non la cause de l'organisation, que la substance organisée est à la fois matière et ouvrier, et partant, que ce n'est point l'homme qui est malade, mais que c'est seulement un ou plusieurs de ses organes qui le sont.

Pénétré de ces principes, qu'il regarde comme fondamentaux, l'organicisme enseigne : 1° Que toute maladie est le produit d'un changement organique ou fonctionnel opéré dans l'économie par l'action d'une cause morbifique interne ou externe ; 2° que ce changement est révélé par le développement plus ou moins appréciable d'une lésion, d'une altération matérielle qui provoque et entretient ces phénomènes heurtés et insolites que nous désignons en bloc sous le nom de symptômes ; 3° que cette altération organique ou fonctionnelle, locale ou générale, peut parcourir tous les degrés de destruction et de perversion, et qu'elle est, en cela, complétement subordonnée à la nature et au siége du changement primitif; 4° que l'œuvre du praticien est de s'occuper principalement des organes, des états locaux, des modifications moléculaires des solides et des liquides, en un mot, de toute la partie matérielle chimique et mécanique des maladies ; 5° enfin, que toute maladie simple, composée ou compliquée, doit être traitée résolûment et rapidement par des agents capables de remédier à la lésion primitive, cause essentielle et incessante de l'état morbide anatomiquement diagnostiqué.

Tels sont les principes fondamentaux de l'organicisme. On est libre de les trouver grêles, abrupts et écourtés ; mais, quels qu'ils soient, on s'en contente dans la première ville du monde! C'est avec eux qu'on fait les deux tiers et demi de la médecine, et ils constituent, pour la majorité des praticiens de 'la dernière vendange (des médecins reçus depuis vingt-cinq ans), ce qu'on peut appeler les articles organiques de la charte fédérative de l'école de Paris.

Principes de l'école de Paris.

A l'ancienne Faculté de Paris, composée, comme nous l'avons déjà fait observer, de l'universalité des médecins classés alors en licenciés, maîtres régents et docteurs régents, a succédé, à dater du triomphe du cartésianisme, une école schismatique dont la secte organicienne actuelle est la pieuse continuation.

Cette dernière école, dont l'étoile commence cependant à pâlir, a été, à la bien prendre, le fruit sec et insipide du rationalisme matérialiste imprudemment appliqué à la médecine.

Elle a eu pour précepteurs, Condillac, Diderot, Helvétius; pour fondateurs, Fourcroy et Cabanis; pour physiologistes, Bichat et Broussais; pour adeptes et pour desservants, tous les médecins qui, depuis trente ans, se sont plus ou moins séparés de l'école hippocratique de Thouret, de Pinel, de Corvisart, de Bayle, de Laënnec, et de Chaussier.

A quelques variantes près, ses principes sont exactement ceux que nous venons d'exposer, et qui ressortiront davantage du parallèle que nous allons faire des deux écoles. Quant à ses préceptes, ils sont basés la plupart sur les révélations du stéthoscope, du microscope et du plessimètre; ils reposent sur les dépositions des sciences physico-chimiques, et ils ne tendent à rien moins qu'à faire considérer la médecine comme un appendice de ces superbes en si grand honneur aujourd'hui.

Comparaison des principes des deux écoles.

Pour l'école de Paris, la philosophie médicale est une fantaisie; en conséquence, elle ne recommande aucune

méthode ni aucun principe. Gravement préoccupée des
localités anatomiques et des menus détails de la science,
elle ne remonte jamais au point de départ, et elle marche
toujours.

Elle regarde la vie comme le résultat et non comme la
cause de l'organisation. Satisfaite de posséder un fait secon-
daire de cette importance, elle entame la médecine par
le milieu ; autrement dit, elle entre brusquement en matière sans s'occuper autrement des principes qui doivent
préexister à tout enseignement logique et pratique ; en un
mot, elle est encore aujourd'hui l'école cnidienne fondée
par Euryphon il y a trois mille ans. Avec elle, en effet, elle
considère la maladie comme une altération organique ou
fonctionnelle produite par une cause morbifique, altération
qui peut aller jusqu'à la destruction des tissus et à la dé-
composition des liquides, et déterminer ainsi tous les phénomènes que l'on désigne sous le nom de symptômes.
Enfin, comme aux premiers jours de la médecine, toute
maladie doit être traitée sans répit ni merci, et tout traitement doit avoir pour objet de réparer, dans le plus bref
délai, le dommage matériel, cause et fin de tout l'état
morbide.

L'école de Montpellier, au contraire, est, depuis l'époque
de sa fondation, en possession d'une philosophie, d'une méthode, et surtout d'un principe qu'elle regarde comme la
source de la science et de l'art.

Pour elle, la vie est la cause de l'organisation ; la science
médicale est la science des faits vitaux, des causes morbifiques et des forces médicatrices dans leurs luttes contrastantes : la santé et la maladie sont les deux grandes expressions de la vie. Pour elle encore, la maladie est un acte
conservateur, une série de fonctions nécessaires, un effort
synergique et médicateur qu'il faut respecter d'abord, étudier ensuite, puis diriger. D'autre part, elle regarde les

lésions organiques, les altérations matérielles, comme des effets secondaires éventuels entièrement subordonnés au mouvement général.

Enfin, pour l'école de Montpellier, c'est la nature, et non pas le médecin, qui guérit les affections; et par cela même, après avoir employé toutes les ressources hygiéniques, elle se borne à surveiller les mouvements de la nature, à les favoriser quand ils sont salutaires, à les combattre quand ils sont nuisibles, à les régler, les surveiller et les diriger toujours.

En résumé, aux termes de la thérapeutique, qui est vraiment le point culminant, les deux doctrines impartialement jugées présentent ceci de remarquable : L'école vitaliste est l'activité patiente, recueillie et convaincue; l'école organicienne, au contraire, est l'activité inquiète, impatiente et crédule ; la première ne compte qu'avec la nature et sur la nature, la seconde se décide sur la simple mesure de ses ressources artistiques. L'école vitaliste attend pour agir le moment opportun ; l'école organicienne commande, sans hésiter, à l'évolution lente des événements ; elle brusque, elle perturbe, elle jugule, dit-elle, les maladies.

Enfin, dans leur opposition constante et dans leurs méthodes contrastantes, ces deux écoles offrent l'image de la raison et de l'émotion aux prises avec la tourmente des affections ; mais cependant ni l'une ni l'autre ne rejettent le cri de l'inspiration, ce jet intime et presque divin, qui constitue dans les arts le goût, en littérature le trait, en philosophie le sens, en médecine le tact, s'il n'est, en tout et pour tout, le génie lui-même se révélant à l'homme ?

Y a-t-il une conciliation possible entre ces deux écoles ?

Y a-t-il, nous demandera-t-on, une conciliation possible entre ces deux écoles en quelque sorte stellées aux deux hémisphères de la philosophie comme aux deux points extrêmes de l'analyse humaine? Non, certainement, surtout dans les termes absolus dans lesquels la question est posée, particulièrement à l'endroit de la thérapeutique ; mais la conciliation se fera d'elle-même, aussitôt que le bon sens proclamera que ces deux systèmes de deux écoles toujours rivales ne sont que les deux moitiés d'un tout qu'on a violemment désuni par un travail analytique, sans songer à le reconstituer synthétiquement.

En effet, en médecine, en physique, en philosophie, en tout on retrouve forcément cet antagonisme accablant : l'esprit et la matière; le corps et l'âme; le mouvement et l'inertie ; l'organe et la fonction ; la vie et la mort. Mais il ne se dresse ainsi en antithèse, dans notre entendement, que par suite d'un effort de la pensée, qui, dans sa fatigue et son impuissance, cherche toujours à tout diviser, même jusqu'à l'unité absolue, énigme sublime du Créateur !

Ainsi donc, le vitalisme et l'organicisme se résoudront un jour dans une splendide unité qui absorbera la raison des deux systèmes; mais avec cette condition, que la vie étant la cause de l'organisation, le système qui est l'expression coordonnée de cette vérité devra lui-même se poser en tête comme principe ? En conséquence, les lois artificielles de la thérapeutique, à l'institution desquelles toute la science doit converger, seront avant tout, dans cette reédification, la forme et le modèle des lois primitives établies par l'auteur de la vie.

En définitive, quelque difficile à opérer que puisse paraître cette harmonie de la médecine, elle s'effectuera et passera dans les faits dès qu'on aura reconnu et adopté la logique des quatre analectes dont nous avons déjà parlé et qui forment les véritables assises de la médecine.

Examinons d'abord les définitions qu'on a données de ces quatre analectes : la *médecine*, la *maladie*, la *fièvre* et la *thérapeutique*, et nous verrons ensuite si, en les remplaçant par des formules véritablement hippocratiques, on ne parviendrait pas à s'entendre et à se rallier dans une unité d'idées, source de toute harmonie scientifique.

Définitions classiques.

Si nous ouvrons les livres qui font autorité dans l'enseignement médical depuis vingt-cinq ans, nous trouvons les définitions suivantes que nous soumettons à la critique du lecteur, après lui avoir rappelé cependant ces vers quasi scientifiques de Chénier :

> Des effets démontrés que l'on remonte aux causes,
> Mais qu'on pèse les mots, car les mots font les choses.

La médecine est, suivant le docteur Raige-Delorme, la science qui a pour objet l'histoire physique de l'homme, qui fait connaître l'organisme de cet être dans toutes les modifications qu'il éprouve, au milieu des influences nécessaires ou accidentelles des divers corps de la nature, et qui fournit les règles propres à conserver sa santé et à guérir ses maladies.

La maladie, selon le professeur Chomel, est un changement notable soit dans la position, soit dans la structure des parties, soit dans l'exercice d'une ou de plusieurs fonctions relativement à la santé habituelle de l'individu.

M. Chomel ajoute ensuite avec une loyauté qui est l'apanage des hommes de sa haute valeur : « Cette définition nous a paru plus exacte que les autres, bien qu'elle soit défectueuse à quelques égards, ce qui tient peut-être à l'objet même qui nous occupe. »

Suivant M. Coutanceau, la fièvre n'est point un substantif
dont le singulier est plus clair que le pluriel, mais c'est un
substantif dont le singulier et le pluriel ont été pris successivement dans diverses acceptions. On a employé cette expression pour désigner : l'augmentation de la chaleur animale ; l'accélération des contractions du cœur sans augmentation de la chaleur du corps ; un trouble général des fonctions sans lésion locale ; un effort salutaire de la nature
pour guérir les maladies, ou pour cuire les humeurs crues
qui infectent la masse des fluides animaux ; une modifica-
tion primitive et générale de l'économie produisant quel-
quefois des phlegmasies, etc.

La thérapeutique est, selon le professeur Chomel, l'art de
modifier l'action intime des organes pour obtenir la guérison
ou le soulagement des malades.

Eh bien ! maintenant, que vous en semble de ces mor-
ceaux choisis, de ces définitions incroyables empruntées
cependant à des auteurs justement estimés ? Définitions sur
lesquelles s'appuie l'enseignement à Paris depuis un temps
qu'il serait peu généreux d'indiquer ! Et que penseriez-vous,
dans un autre ordre de choses, d'une compagnie d'archi-
tectes qui présiderait aux constructions gigantesques de
Paris, sur des données scientifiques de cette force et de ce
vague admirable !... Que penseriez-vous surtout d'une mi-
norité éclairée qui laisserait passer sans protester un aussi
déplorable état de choses de la part de ceux qui sont chargés
de veiller à la réparation et à la conservation des édifices
vitaux ?... Nous vous abandonnons sur ce chapitre à la pro-
fondeur de vos réflexions, et nous livrons à votre impartia-
lité les définitions suivantes dont vous trouverez les com-
mentaires dans notre *Traité de la science médicale.*

Définitions hippocratiques.

La médecine est à la fois une science et un art : c'est la science des faits vitaux et de leurs rapports ; c'est l'art de traiter les maladies d'après les règles fondées sur l'observation de la nature vivante.

La maladie est, selon la définition qui nous appartient, un état anormal composé : 1° d'une affection produite par un agent morbifique ; 2° d'une réaction ou d'un effort de la vie qui prend sa source dans la propriété qu'a l'organisme de résister à la mort et de lutter contre les causes destructives. Nous avons par conséquent à étudier successivement dans toute maladie : 1° la cause morbifique ; 2° les effets produits par elle, ou l'affection morbide ; 3° la puissance vitale ou la nature de l'individu malade ; 4° les modes de réaction ou de médication que cette puissance oppose à la cause morbifique et aux effets organisés par elle.

La fièvre est, selon l'école vitaliste, un effort de la vie soulevé par la nature contre un effort de désordre. C'est une réaction générale de l'organisme ayant un but et une fin ; c'est par conséquent une fonction. Il ne faut donc plus demander quel est le siége de la fièvre, mais quels sont ses agents, et la réponse coule d'elle-même : La fièvre a pour agents le cœur et les centres nerveux, quand elle est générale ; les vaisseaux et les nerfs de la partie affectée, quand elle est locale et ne constitue encore que l'inflammation proprement dite ou la réaction partielle.

Telle est la formule hippocratique du savant professeur Cayol : elle a toujours fait la base de son enseignement, de sa pratique et de sa critique profonde et si lumineuse.

La thérapeutique est l'art de diriger, de régler les forces vitales et de traiter les maladies ; elle a pour base la connaissance de la nature médicatrice ; elle a pour modèle la pathologie naturelle, c'est-à-dire la connaissance des lois primordiales auxquelles la force vitale obéit dans ses luttes avec les agents morbifiques : lois admirables, qui ont pour résultat de présider à la guérison des maladies, quand on ne les dérange pas, quand on ne les trouble pas dans leur action salutaire !

Si ces définitions, qu'un enfant comprendrait aussi clairement qu'un académicien, sont un jour acceptées, l'entente scientifique s'établira rapidement, car en partant logiquement des mêmes principes, on arrive toujours aux mêmes conclusions.

Utilité d'un congrès médical.

Pour précipiter ce résultat, il n'y a qu'une seule chose à faire, c'est de former un congrès médical et de le charger de fixer dogmatiquement tous les principes de la science, et les préceptes de l'art qui doivent toujours en être les conséquences. Qu'on s'adresse d'abord à l'autorité, et quand on aura obtenu son autorisation, on fera un appel honorable à tous les hommes de la médecine, à ceux des plus petites localités comme à ceux des plus grands centres de population, pourvu qu'ils soient capables, diligents et sincères. Alors on soumettra au congrès le programme des deux doctrines encore rivales aujourd'hui, avec ordre de les étudier, de les comparer et de les juger dans leurs principes et leurs applications.

Ce travail une fois accompli, l'assemblée se diviserait en deux sections représentant chacune une des doctrines; puis une discussion soutenue, une argumentation complète s'engagerait entre les rapporteurs de chacune de ces sections, et, après le débat, l'assemblée tout entière se prononcerait, et fixerait par un vote la suprématie de celle qui lui aurait paru l'emporter sur l'autre. De ce moment, cette doctrine, revue et perfectionnée dans son ensemble par tous les mem-

bres du congrès, deviendrait l'objet d'une dernière élabo-
ration qui, par un travail synthétique, l'immatriculerait en
autant de principes qui seraient enseignés par toutes les
écoles sous l'autorité du dogme et de la loi.

On parviendrait de la sorte à donner à la médecine l'essor
dont elle a besoin pour remplir sa destinée, quoi qu'en ait
pu dire un anonyme dans une critique violente aussi injuste
qu'impuissante, que nous voulons oublier.

C'est ainsi, du moins, que procéda au moyen âge saint
Benoît de Nursia, fondateur de l'ordre des Bénédictins. Les
associations religieuses suivaient en Occident des règles différentes : saint Benoît les soumit toutes aux mêmes principes et à la même discipline, et sa règle, quoique très sévère,
fut approuvée par saint Grégoire et suivie par toute l'Église
latine.

Grâce à cette énergique constitution, l'ordre des Bénédictins devint célèbre, et il rendit les plus grands services à
l'humanité, à la religion et aux lettres. Les nouveaux apô-
tres portèrent la foi aux barbares, reculèrent les limites de
la civilisation, et transmirent à l'Europe entière les chefs-
d'œuvre de l'antiquité grecque et latine.

En attendant des temps aussi prospères, que l'étude de la
doctrine hippocratique redevienne dès aujourd'hui, pour le
médecin, ce qu'est pour l'artiste l'étude de l'antiquité grecque, et que tous ceux qui cultivent et enseignent notre belle
science s'efforcent, en agissant de concert, de réunir tous les
membres de la grande famille médicale dans un seul et
même collége académique. Alors, nous jouirons d'un ma-
jestueux spectacle : celui d'un savant aréopage obéissant à
une même loi, parlant une même langue, et marchant glo-
rieusement vers la plus noble des entreprises, celle de con-
cilier l'esprit de toutes les écoles dans une seule et même
religion scientifique.

Terminons par un acte de justice de toute opportunité :

prions notre confrère et ami le docteur Amédée Latour, ré-
dacteur en chef de l'*Union médicale*, de trouver ici, et
comme un premier écho, l'expression de notre reconnaissance particulière. Nous lui devions déjà le Congrès médical, qui a été si fertile à nos intérêts, et au sein duquel tant
des nôtres ont trouvé une voie nouvelle, une direction, une
position, une présentation, des honneurs! Nous lui devons
maintenant la discussion solennelle qui a eu lieu dernièrement à l'Académie impériale de médecine, et dont les reten-
tissements, qu'on le veuille ou qu'on ne le veuille pas, re-
mueront le monde médical jusque dans ses fondations, et
amèneront tôt ou tard la révision si importante du code
entier de ses vérités et de ses dogmes. Honneur donc, pour
tant de titres, à notre savant et vigilant confrère!

Dans un temps peu éloigné, nous publierons un recueil
biographique et bibliographique, dans lequel nous ferons
connaître par leurs œuvres, leur enseignement et leur pratique, les hommes les plus éminents de la Faculté, de
l'Académie, de la presse et des hôpitaux, désirant offrir
ainsi un hommage public aux maîtres de notre science,
aujourd'hui si compromise par les beaux exploits de quelques protestants de la médecine.

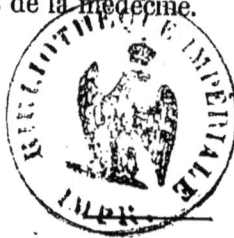

TABLE DES MATIÈRES.

Avant-propos 7
Considérations générales 9
Des écoles en général. 15
Esprit du vitalisme et de l'organicisme 17
Du vitalisme 18
Préceptes de la science ou principes de l'art. 23
Règles de l'art ou préceptes de la science appliquée. 26
Ce que l'on doit entendre par ces mots : école de Paris, école de
   Montpellier. 28
Principes de l'école moderne de Montpellier 29
De l'organicisme 30
Principes de l'école de Paris 32
Comparaison des principes des deux écoles 32
Y a-t-il une conciliation possible entre ces deux écoles ? . . . 34
Définition classique des quatre analectes : la médecine, la ma-
   ladie, la fièvre, la thérapeutique 36
Définition hippocratique des mêmes propositions fondamen-
   tales 38
Utilité d'un congrès médical. 39
A M. Amédée Latour. 40

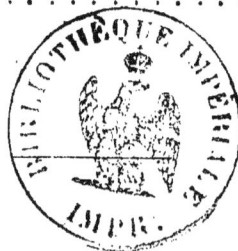

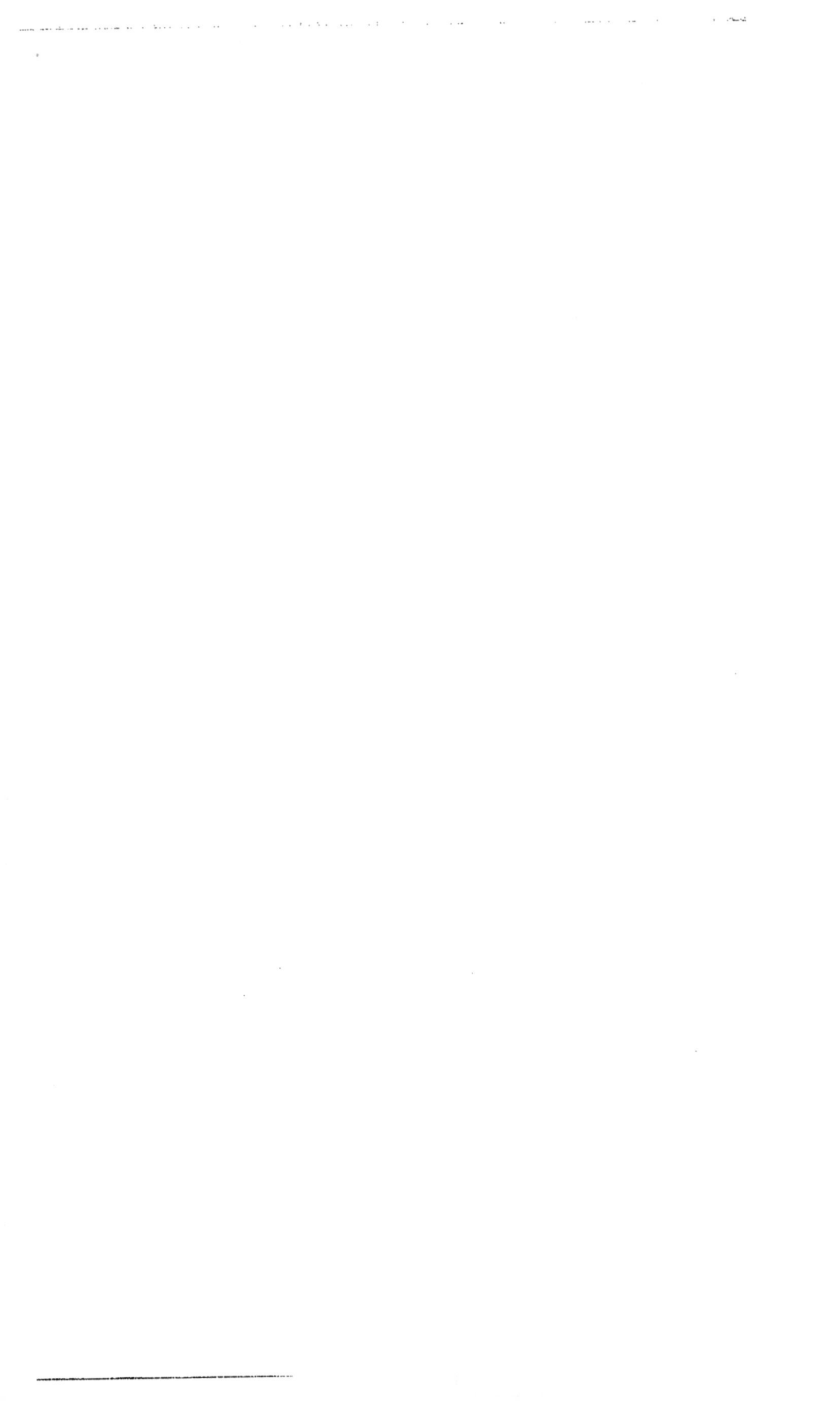

www.ingramcontent.com/pod-product-compliance
Lightning Source LLC
Chambersburg PA
CBHW071754200326
41520CB00013BA/3252